DU

TREMBLEMENT

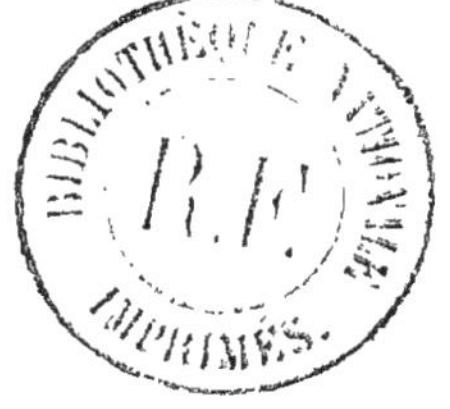

PAR

Albert GOUGELET

DOCTEUR EN MÉDECINE DE LA FACULTÉ DE PARIS

ANCIEN EXTERNE DES HOPITAUX

PARIS

ALPHONSE DERENNE

52, Boulevard Saint-Michel, 52

1883

A MON EXCELLENT MAÎTRE

M. LE PROFESSEUR FOURNIER

Professeur de clinique des maladies syphilitiques et cutanées
à la Faculté de Paris
Membre de l'Académie de Médecine
Médecin de l'hôpital Saint-Louis
Chevalier de la Légion d'honneur

Témoignage de ma reconnaissance.

À MES MAÎTRES DANS LES HÔPITAUX

M. LE DOCTEUR L. LABBÉ

Professeur agrégé à la Faculté de Médecine
Membre de l'Académie de médecine
Chirurgien de l'hôpital Beaujon
Officier de la Légion d'honneur

M. LE DOCTEUR SIREDEY

Médecin de l'hôpital Lariboisière
Chevalier de la Légion d'honneur

M. LE PROFESSEUR S. DUPLAY

Professeur de pathologie externe à la Faculté de Paris
Membre de l'Académie de Médecine
Chirurgien de l'hôpital Lariboisière
Chevalier de la Légion d'honneur
(Externat 1881)

M. LE DOCTEUR C. PAUL

Professeur agrégé à la Faculté de Médecine
Membre de l'Académie de Médecine
Médecin de l'hôpital Lariboisière
Chevalier de la Légion d'honneur
(Externat 1882)

DU TREMBLEMENT

Les quelques cas de tremblement de diverses natures que nous avons eu l'occasion d'observer dans le cours de nos études médicales et particulièrement l'année dernière dans le service de M. Constantin Paul nous ont permis de mettre à profit le conseil de M. le professeur Fournier en faisant du tremblement le sujet de notre thèse. Que M. Fournier, notre excellent maître, veuille bien accepter ici l'expression de notre reconnaissance pour la bienveillance qu'il a toujours montrée à notre égard et particulièrement pour les bons avis qu'il nous a prodigués en vue de ce travail.

Avant d'aller plus loin nous déclarons ne pas vouloir nous appesantir sur la classification des divers tremblements, ni sur leur pathogénie ; nous voulons faire ici surtout une étude des symptômes, examiner les caractères de chaque tremblement, l'importance que celui-ci peut avoir pour le diagnostic des maladies dans lesquelles il se présente et son traitement.

DU TREMBLEMENT EN GÉNÉRAL.

Dans son *Traité des accidents morbides*, Spring reconnaît deux sortes de tremblements :

1° Ceux qui sont constants, tremblements spontanés.

2° Ceux qui ne se produisent que lors des mouvements actifs.

On voit déjà la difficulté qu'il y a de ranger certains tremblements dans l'une ou l'autre de ces deux catégories : en effet le tremblement de la paralysie agitante par exemple, tout en étant généralement constant, diminue et même disparaît, au début de la maladie, lors des mouvements actifs ; d'un autre côté, le tremblement de la chorée (si on peut appeler ainsi l'ataxie qui préside aux mouvements choréiques) qui se remarque surtout lorsque le malade veut faire un mouvement, n'existe-t-il pas aussi, bien que moins évident, lorsque le malade se sent regardé et en dehors de tout mouvement actif voulu ?

Tremblement spontané. — Il a lieu à l'état de repos. Les oscillations sont plus ou moins régulières, tantôt se font toujours dans le même sens, tantôt changent par moment de direction (tremblement sénile). Le tremblement cesse quand on maintient le membre malade (paralysie agitante). Il diminue, au moins momentanément, lorsque le malade fait un mouvement volontaire ou lorsque l'esprit est très occupé. Au contraire, si l'effort voulu est assez énergique ou dure assez longtemps pour fatiguer le malade, le tremblement augmente : il faut dire que l'effort prolongé amène le tremblement même chez l'homme sain.

Généralement la volonté ne parvient plus à diminuer le tremblement lorsque la maladie est déjà très avancée.

Tremblement ne se produisant que lors des mouvements actifs. — Tandis que le précédent s'observe à l'état de repos et diminue en général dans les mouvements volontaires, celui-ci (sclérose en plaques) se manifeste surtout lorsque le malade veut se mouvoir : plus on est attentif à ce qu'on veut faire, moins on est maître du mouvement.

Étendue et durée. — Le tremblement est partiel ou général.

Quand il est partiel, il occupe le plus souvent la tête en totalité ou en partie et les membres supérieurs, puis les inférieurs et le tronc.

Il peut être passager : il est alors causé par le froid, une émotion, ou suit la marche de certaines maladies. Il est le plus souvent habituel et dépend de causes constitutionnelles ou organiques permanentes ; quelquefois, il n'y a pas de maladie apparente.

Il est égal, ou bien il varie d'intensité sans causes connues : tel est le tremblement syphilitique.

Prédisposition. — La vieillesse, le sexe féminin, le tempérament nerveux, la fatigue, les dépressions morales, l'anémie, la convalescence sont autant de causes prédisposantes.

Pathogénie. — Pour les uns, le tremblement est un signe de faiblesse ou un symptôme précurseur de la paralysie ; pour les autres un symptôme convulsif.

Les uns placent son siège dans les nerfs ou les muscles directement affectés, les autres dans les muscles antagonistes.

Pour nous le tremblement, est en général un phénomène paralytique ; sa cause est dans le système nerveux, tantôt les nerfs moteurs, tantôt la moelle épinière, tantôt l'encéphale. Dans la chorée, le tremblement paraît dû à un accroissement de l'excitabilité du système nerveux, mais c'est une exception et d'ailleurs il n'y a pas de véritable tremblement dans la chorée, et si nous parlons de cette maladie, ce sera plutôt pour la distinguer des vrais tremblements.

CLASSIFICATION DES TREMBLEMENTS

C'est surtout pour ne pas décrire sans ordre que nous adoptons la classification suivante ; quoique nous paraissant assez rationnelle, nous n'avons pas la prétention de la dire inattaquable.

Tremblements adynamiques. — Nous rangeons dans cette classe tous les tremblements qui nous paraissent dus à l'épuisement général du sujet. Tels sont les tremblements qui surviennent au moindre effort ou même sans effort chez les convalescents, les gens épuisés par les pertes séminales ou les hémorrhagies, les cachectiques, les personnes fatiguées par un effort musculaire, par de grandes douleurs, par des convulsions ; tel est encore le tremblement qui (en dehors du véritable tremblement sénile) affecte les vieillards lorsqu'ils font un mouvement un peu fatigant.

Tremblements ischémiques. — Le ralentissement ou la cessation de la circulation déterminent souvent du tremblement chez les cyanosés et dans les membres longtemps comprimés. Spring attribue à la compression des veines et par suite au ralentissement de la circulation le tremblement qui survient à la suite d'un effort trop longtemps soutenu.

Pourrait-on ajouter ici le tremblement qui se produit pendant le stade de frisson de la fièvre? Ce qui peut le permettre jusqu'à un certain point, c'est que pendant le frisson les vaisseaux périphériques se contractent et par suite l'apport du sang doit être moindre dans les muscles des membres. Nous préférons néanmoins placer le frisson de la fièvre dans une autre classe.

Tremblements dus à des lésions du système nerveux central ou des nerfs

A part le tremblement sénile que Spring attribue à une atrophie des nerfs, les autres tremblements ici nommés sont dus à des lésions du système nerveux central, encéphale et moelle. Tels sont :

Le tremblement des tumeurs cérébrales et des lésions tertiaires de la syphilis, tremblement qu'il ne faut pas confondre avec celui qui s'observe à la période secondaire ;

Celui du ramollissement cérébral ;

De la paralysie générale ;

De l'ataxie locomotrice ;

De la sclérose en plaques.

Nous ne parlons pas de l'atrophie musculaire progressive dans laquelle, dit Grasset « la précision des contractions musculaires diminue » ; « le mouvement devient incertain », dit M. le professeur Jaccoud. Il n'y a pas ici de véritable tremblement.

Tremblements dus à un trouble des fonctions du système nerveux sans lésions appréciables ou produits par des lésions variables et inconstantes

Ici nous rangeons le tremblement dit nerveux qui survient à la suite d'un refroidissement ou d'une secousse morale, particulièrement chez les personnes impressionnables et chez les hystériques.

Le tremblement de la paralysie agitante ;

Celui de la chorée, si on peut appeler tremblement l'ensemble des mouvements désordonnés des choréiques, de la crampe des écrivains.

Le tremblement des lèvres qui précède fréquemment les attaques d'éclampsie, d'épilepsie, de tétanos, d'hystérie, le délire dans les fièvres ; qui accompagne souvent les névralgies de la face.

Enfin celui de la fièvre qui, dit Spring, (*Traité des accidents morbides,* tome I, page 697) « dépend d'une participation des nerfs moteurs cérébro-spinaux. »

Tremblements dus à un empoisonnement de l'organisme par un toxique ou un virus

Nous décrivons dans cette classe :

Le tremblement alcoolique ;

Celui qu'amène l'abus du thé, du café ;

Le tremblement des fumeurs d'opium ;

Celui de l'ergotisme ;

Le tremblement arsenical ;
Le tremblement mercuriel ;
Le tremblement saturnin ;
Le tremblement syphilitique.

DES TREMBLEMENTS EN PARTICULIER

Tremblements adynamiques.

Nous ne décrirons pas les tremblements que nous avons rangés dans cette classe : ils n'ont rien de particulièrement intéressant soit au point de vue du diagnostic différentiel, soit au point de vue du traitement.

Pour le diagnostic, on tiendra compte des circonstances dans lesquelles ils se produisent, des maladies auxquelles ils succèdent.

Quant au traitement, presque tous ces tremblements cessent lorsque cesse l'adynamie : le tremblement n'a donc pas ici d'indication thérapeutique, d'autant plus qu'il n'est pas intense ; on traite l'état morbide qui le produit.

Tremblements ischémiques.

Nous dirons la même chose des tremblements ischémiques : le diagnostic est facile ; le traitement est celui de la cause qui les produit.

Tremblements dus à des lésions du système nerveux central ou des nerfs.

C'est dans cette classe et dans les deux dernières que

se trouvent les tremblements les plus intéressants pour le diagnostic et pour le traitement.

Tremblement sénile

Le tremblement sénile est probablement dû à l'atrophie des nerfs; l'organisme est usé et le système nerveux est atteint comme le système circulatoire et les autres. Le tremblement, qui est continu, affecte les membres supérieurs et la tête, moins souvent les membres inférieurs et le tronc. La tête est agitée de mouvements alternatifs de flexion et d'extension, combinés souvent à des mouvements de rotation à droite et à gauche. Les oscillations sont brèves et isochrones.

Le diagnostic de la cause est facile, étant donnés l'âge du sujet, l'époque de l'apparition du tremblement et l'absence d'autres causes que la vieillesse.

Le traitement est nul, car on ne traite pas la vieillesse.

Tremblement des tumeurs cérébrales et du ramollissement

Les caractères de ce tremblement ne diffèrent que peu de ceux du précédent. C'est un symptôme qui est loin d'être constant. Quelquefois il n'y a pas de tremblement proprement dit, mais un peu d'hésitation dans la parole ou d'incertitude dans les mouvements. Ce tremblement est en somme assez rare, peu caractérisé, et, étant accompagné en général de symptômes bien autrement significatifs, est cité ici plutôt pour mémoire qu'à cause de l'intérêt qu'il présente.

Tremblement de la paralysie générale

Le tremblement se développe dans cette maladie en même temps qu'apparaissent les autres troubles moteurs et les troubles sensitifs.

Il occupe la face, les membres supérieurs et les inférieurs.

Le tremblement débute tantôt par les membres supérieurs, tantôt par les inférieurs. Le malade s'aperçoit qu'il devient malhabile de ses mains et ne peut plus se livrer à un travail exigeant quelque délicatesse (horlogerie, écriture, couture). Puis survient aux mains un véritable tremblement peu marqué et intermittent.

En même temps la marche devient brusque et saccadée et c'est souvent de ce côté qu'est attirée tout d'abord l'attention lorsque le malade n'est pas occupé à un travail manuel délicat. Pourquoi cette brusquerie, ces saccades ? Ces phénomènes ne sont pas dus à une paralysie commençante, à la parésie ; non, la cause en est une sorte d'ataxie, l'impossibilité de coordonner les mouvements. Le patient, dirigeant mal ses jambes, trébuche facilement, a l'air d'un homme ivre, et, ayant peur de tomber, élargit sa base de sustentation en écartant les jambes.

Le tremblement gagne les muscles de la mâchoire, des lèvres et de la langue : celle-ci est projetée hors de la bouche et tremble constamment ; la parole est difficile. Ce tremblement des muscles de la face est surtout apparent lorsque le malade veut parler : on voit les muscles des lèvres osciller et le malade fait effort quelques moments avant que la parole ne se fasse entendre ; le malade hésite, anonne, répète les mêmes lettres, surtout la lettre *a*, les mêmes mots. Mais il faut ici bien distinguer ces phénomènes les uns des autres : le tremblement des lèvres est un trouble purement moteur, ainsi que le bredouillement et le bégaiement qui en sont le résultat, tandis que l'ânonnement et l'inachèvement des phrases sont des troubles psychiques.

Diagnostic. — En somme le tremblement intermittent, surtout visible lorsque le malade veut agir d'une façon quelconque, mouvoir ses membres ou parler, ce tremblement lié à l'ataxie dans les membres inférieurs et qui, associé aux troubles psychiques, détermine les troubles de la parole, ce tremblement suivi plus tard de paralysie générale comme l'indique le nom donné à la maladie, est un symptôme assez caractéristique pour mettre sur la voie du diagnostic, mais il n'est pas suffisant pour l'établir à lui tout seul : pour ce faire il faut nécessairement tenir compte des autres symptômes et de la marche de la maladie.

Traitement. — Le traitement du symptôme tremblement est celui de la maladie, le tremblement étant produit par les lésions cérébro-spinales. Malheureusement tous les cas de guérison par un traitement quelconque ne semblent pas jusqu'ici bien authentiques. Il faut se résigner à tenir compte des indications que fournit tel ou tel symptôme et instituer un traitement palliatif. « On traitera le moral et le physique » comme le dit M. le professeur Jaccoud dans sa Pathologie interne.

Comme traitement moral, on tâchera de rendre le repos au cerveau par l'isolement ; on détournera le malade de ses idées par le changement de ses occupations habituelles, en lui procurant des distractions (voyages, etc.).

Avant de traiter la maladie, il faut proscrire ce qui pourrait donner un coup de fouet à sa marche envahissante, c'est-à-dire l'alcool et les excès de tous genres ; il faudra aussi traiter le saturnisme ou la syphilis s'ils existent.

Contre les accidents de congestion ou d'excitation, on emploiera la saignée, toutefois avec modération, les purgatifs (salins, podophylle, scammonée, aloës, jalap, huile de ricin) les révulsifs (sinapismes, vésicatoires) ; l'huile de croton tiglium aux membres inférieurs et au tronc ainsi que tout ce qui détermine des suppurations donne de bons résultats, d'après MM. Baillarger et Thierry. On se servira encore des cautérisations le long de la colonne vertébrale, des bains froids (27° à 28°), des douches. On a employé avec succès contre les poussées congestives la liqueur de Fowler (Foville, Lisle et Lagardelle, Voisin), l'ergot de seigle, la digitale, le veratrum viride, le sulfate de quinine, la fève de Calabar (Thomson). Le bromure de potassium est également indiqué, et surtout l'iodure de potassium ; « associés ensemble ils forment la médication la plus rationnelle » selon M. Jaccoud, qui vante également l'opium. Enfin citons le chloral, le haschish, le nitrate d'amyle et l'hyosciamine.

Il faut employer les stimulants, les amers, les ferrugineux, les bains sulfureux contre la forme mélancolique et à la dernière période de la maladie. Les bains froids déjà indiqués plus haut comme antiphlogistiques et dérivatifs le sont ici comme toniques.

Enfin nous ne saurions terminer cet article sans parler des bains galvaniques que nous avons vu essayer contre toutes sortes de tremblements dans le service de M. C. Paul et qui nous ont paru donner de bons résultats. Nous ne les avons pas vu employer dans la paralysie générale; mais voici ce qu'en dit M. C. Paul dans le *Bulletin de la Société de thérapeutique* (séance du 8 juin 1881) : « Des malades qui pendant longtemps semblent ne rien gagner font plus tard des progrès inespérés, alors qu'on n'ose plus compter sur rien. J'en donnerai pour preuve plusieurs cas d'atrophie musculaire progressive que j'avais abandonnés et que plus tard j'ai dû reprendre parce qu'une amélioration ultérieure s'est montrée. »

Si nous avons cité d'un côté les médicaments dérivatifs. antiphlogistiques, altérants et de l'autre les toniques comme devant agir contre le tremblement, c'est que les premiers luttent contre l'extension des lésions et par suite contre le tremblement qui en est le résultat direct, et les seconds contre l'affaissement général du sujet, contre l'adynamie qui augmente encore le tremblement.

Ataxie locomotrice

Si nous parlons ici des troubles moteurs de cette maladie, ce n'est pas que nous confondions avec le tremblement, phénomène paralytique, le symptôme ataxie, qui coïncide avec une augmentation de l'excitabilité motrice. Il n'y a pas de confusion possible : si l'ataxique marche mal, lançant follement ses jambes à droite et à gauche, ce n'est pas que ses contractions musculaires soient insuffisantes ; pour les uns c'est qu'il ne sent pas la force et la direction du mouvement qu'il fait, ayant perdu sa sensibilité musculaire ; pour les autres c'est qu'il n'y a plus d'harmonie entre les contractions des antagonistes ni association des contractions des muscles actifs. Il n'y a donc pas de confusion possible entre l'ataxie et le tremblement ; mais quelquefois les deux symptômes coexistent : l'ataxie ne se montre que lorsque le malade veut faire un mouvement ; laissez-le en repos, et si vous voyez ses muscles se contracter spasmodiquement, c'est qu'il y a du tremblement.

Traitement. — Souvent ici les bains galvaniques produisent un bon effet ; une observation d'ataxie syphilitique prise dans le service de M. C. Paul et insérée dans le *Bulletin de la Société de thérapeutique* déjà cité en fait foi ; mais M. C. Paul lui-même avoue que le remède ne réussit pas toujours. En tout cas le malade sera justiciable du traitement spécifique lorsqu'il y aura présomption de syphilis.

Sclérose en plaques

Voici l'une des maladies dans lesquelles le tremblement est l'un des symptômes les plus apparents, les plus constants et un des plus importants, sinon le premier, pour le diagnostic.

Le tremblement apparaît quelquefois au début de la maladie et précède la paralysie ; généralement au contraire c'est un phénomène tardif. Il peut manquer par exception. il apparaît surtout lorsque le malade fait un mouvement, je dis surtout et non pas exclusivement, car il apparaît aussi au repos si le malade est sous le coup d'une émotion morale.

Il affecte surtout les membres, mais lorsqu'il est très fort la tête est également prise ; on a noté quelquefois le nystagmus. Les troubles de la parole sont presque absolument les mêmes que ceux de la paralysie générale. Les secousses sont plus irrégulières que celles de la paralysie agitante ; cependant elles sont souvent rhythmiques si le mouvement est peu étendu : ainsi dans l'écriture chaque trait est représenté par une ligne brisée composée de petits traits souvent absolument égaux. Si le mouvement est plus étendu, lorsque le malade veut boire, il peut arriver que les secousses soient assez fortes pour renverser le liquide. Le sens général du mouvement est presque toujours conservé à l'inverse de ce qui se voit dans la chorée ; quelquefois cependant il y a de véritables symptômes ataxiques et le malade ne peut plus porter les aliments à sa bouche.

A part le tremblement, on observe souvent des attaques d'épilepsie spinale ; mais les convulsions qui se produisent alors avec troubles de la vue, vertige et contractures consécutives, sont bien différentes du tremblement que nous décrivons.

Diagnostic. — Le tremblement de la sclérose en plaques ne se produit jamais au repos, à part le cas d'émotion morale ; il est plus régulier et moins étendu que celui de la chorée et permet d'atteindre le but. Le tremblement de la paralysie agitante est continu (il ne cesse que pendant le sommeil) rhythmique, moins étendu, il diminue lorsque le malade veut agir, n'affecte pas la tête directement, celle-ci ne présentant, d'après Grasset, que des secousses transmises venant du tronc. Le tremblement de la sclérose en plaques tient pour la régularité le milieu entre la chorée et la paralysie agitante.

Quant à l'ataxie locomotrice, il est rare qu'on y observe du tremblement, et le désordre des mouvements est absolument caractéristique. Quand par hasard il y a de l'ataxie dans la sclérose en plaques, elle est beaucoup moins marquée que dans l'ataxie locomotrice progressive.

Dans la paralysie générale, la parole est le plus souvent plus scandée et moins trémulante ; mais il est impossible de distinguer cette maladie de la sclérose en plaques, d'après le seul tremblement : il faut tenir compte des troubles psychiques qui sont beaucoup plus précoces dans la paralysie générale.

Traitement. — Les mercuriaux, l'iodure de potassium, le bromure, les pointes de feu ont donné jusqu'ici de maigres résultats. M. C. Paul dit avoir obtenu des améliorations sensibles par les bains galvaniques.

TREMBLEMENTS DUS A UN TROUBLE DES FONCTIONS DU SYSTÈME NERVEUX SANS LÉSIONS MATÉRIELLES OU ACCOMPAGNÉ DE LÉSIONS VARIABLES ET INCONSTANTES.

Tremblement nerveux

Nous appelons ainsi le tremblement qui survient à la suite d'un refroidissement, d'émotions morales, particulièrement chez les personnes dites nerveuses.

Il est inutile de décrire ce tremblement : les circonstances dans lesquelles il naît, sa disparition aussi facile et rapide que son apparition, enfin le tempérament du patient mettent facilement à l'abri d'une erreur de diagnostic. Cependant nous dirons qu'il a pour caractères : d'abord ce que nous avons dit au sujet de son apparition et de sa disparition, puis sa généralisation fréquente à tout le corps, si la sensation de froid est intense ou si l'émotion a été violente ; le patient claque des dents en même temps que ses membres supérieurs et inférieurs sont agités d'un tremblement intense ; on observe souvent la chair de poule et la pâleur avec tendance à la syncope.

Paralysie agitante

Le tremblement de la paralysie agitante, principal symptôme de cette maladie, survient quelquefois brusquement à la suite d'une émotion vive. En général il débute lentement par les extrémités des membres, surtout la main ; il est quelquefois précédé d'un sentiment de fatigue ou de douleur dans les membres qui vont être atteints (Charcot). Peu accentué au début, il disparaît pour revenir plus intense ; il affecte alors tout le corps, à part la tête, ou bien, ce qui est rare, il prend la forme hémiplégique ou paraplégique.

Ce tremblement, à l'inverse de celui de la sclérose, se produit au repos ; ce n'est que plus tard qu'il accompagne également les mouvements volontaires. Il cesse toujours pendant le sommeil.

Il arrive souvent que, le malade étant couché, ses membres inférieurs soulevés s'entrechoquent et s'excorient ; les pieds et les orteils ont des mouvements successifs de flexion et d'extension.

La main a une forme spéciale sur laquelle M. le professeur Charcot a le premier attiré l'attention, celle d'une main qui écrit : les deux dernières phalanges des quatre derniers doigts étant dans l'extension, les premières sont dans la flexion ; plus tard, celles-ci se fléchissent davantage et les troisièmes très légèrement. Les quatre derniers doigts tremblent d'une seule pièce et se frottent sur le pouce : le malade semble compter des pièces de monnaie ou émietter du pain (Gübler) ; les doigts se meuvent verticalement, c'est-à-dire se fléchissent et s'étendent, mais ils n'ont pas de mouvements de latéralité. En même temps, la main se fléchit et s'étend alternativement sur l'avant-bras ; les mouvements des autres segments du membre supérieur sont moins prononcés. Le malade est dans une agitation constante qui le fatigue beaucoup, mais il ne peut résister au besoin de se mouvoir, marcher, s'asseoir pour se relever et s'asseoir encore.

Le tremblement des mains se traduit par l'écriture dont

tous les traits sont des lignes brisées et qui est souvent illisible, lorsque la maladie est avancée ou lorsque le malade est fatigué.

Le tremblement augmente quand le malade se sent observé, quand on lui parle de sa maladie ou qu'il est fatigué. Il diminue sous l'influence de la volonté, lorsque le malade fait un mouvement volontaire, boit, mange, etc.

Au repos, le malade a l'œil fixe, les traits immobiles ; la bouche est souvent ouverte et quelquefois la salive s'en écoule. La parole est brève, saccadée : le tremblement du corps, transmis à la tête, est souvent cause de ce phénomène. Si l'on dit au malade de marcher, on le voit, la tête inclinée en avant, les coudes peu écartés du corps, les mains en pronation, trotter à petits pas pressés en traînant les jambes, comme s'il courait après son centre de gravité (Trousseau) ; lorsqu'il se heurte à un obstacle, il tombe. Quelquefois, il est pris d'une tendance irrésistible au recul.

Diagnostic. — Le diagnostic est assez facile à cause des caractères bien nets de ce tremblement, surtout aux mains, et de l'attitude du malade. Les courtes oscillations du tremblement sénile, le tremblement de la sclérose en plaques plus désordonné, affectant la tête, n'apparaissant que lors des mouvements volontaires, présentent, avec le tremblement de la paralysie agitante, de grandes différences. Chez les alcooliques, le tremblement commence par les deux mains, s'en va pour revenir après une nouvelle débauche, il est horizontal et n'empêche que rarement de travailler. Le tremblement mercuriel envahit subitement une main, puis l'autre et sans quitter les membres affectés, prend ensuite les membres inférieurs. Malgré ces différences, on ne doit pas se contenter des caractères du tremblement pour le diagnostic, il faut examiner l'attitude du malade, sa marche, ses antécédents, etc.

Traitement. — Le même à peu près que celui des maladies précédentes, il n'a pas amené jusqu'ici de résultats bien encourageants.

Observation (personnelle).

Le nommé Jaudron Hildevert, âgé de 49 ans, briquetier, est entré à l'hôpital Lariboisière le 28 octobre 1881 salle Saint-Henri, lit n° 13, dans le service de M. C. Paul pour un tremblement qui affecte surtout la tête et les membres supérieurs.

Si on examine le malade assis, on voit que le tremblement des membres supérieurs, dont l'intensité varie d'un moment à l'autre, se passe dans les muscles qui font mouvoir l'articulation du coude, le poignet et surtout les articulations métacarpo-phalangieunes ; rarement il affecte les articulations des phalanges entre elles. Les mouvements se font dans le sens de l'extension et de la flexion. Les doigts ont à peu près la position qu'ils doivent avoir pour tenir une plume. Pour arrêter le mouvement de ses mains qui le fatigue beaucoup, le malade est obligé de les placer sous le siège, mais, tourmenté par un besoin d'agitation continuel, il se lève et s'asseoit sans cesse.

La tête tantôt oscille dans le sens antéro-postérieur, tantôt un peu obliquement de gauche à droite ou de droite à gauche. Le cou est généralement un peu fléchi ; parfois on observe de la trémulation de la face.

Quand il est debout, le malade a le tronc penché en avant et lorsqu'on lui dit de se redresser, il ne peut rester longtemps dans cette position parce qu'elle le fatigue. Il se plaint d'une raideur continuelle à la nuque. Il marche à petits pas pressés, comme si les pieds retombaient involontairement à terre chaque fois qu'il les lève, la plante des pieds frottant sur le sol : il a l'air de courir après son centre de gravité. Il lui est arrivé une fois de perdre l'équilibre et de tomber.

Lorsque le malade est couché, pour pouvoir dormir il se couche sur le ventre et pour arrêter le mouvement de ses mains il en place, dit-il, une sous le front et l'autre sous le ventre. Le sommeil est calme, quoique le malade se réveille plusieurs fois dans la nuit ; le matin il n'y a pas de tremblement, mais quand le patient se réveille il se lève, car, dit-il, le moindre mouvement qu'il fait pour changer de position dans le lit ramène le tremblement plus fort que dans la station debout.

La volonté peut arrêter ou plutôt diminuer beaucoup le tremblement : c'est ce qui arrive lorsque le malade veut saisir quelque objet. L'écriture est caractérisée par ce fait que tous les traits sont composés de petites lignes brisées ; elle n'a pas l'irrégularité et les grands traits de la chorée : on voit que les oscillations des doigts sont courtes et presque régulières.

Les changements de position et les émotions morales augmentent le tremblement : le malade tremble davantage lorsqu'on lui parle.

Les fonctions végétatives sont normales. Le malade a bon appétit, il peut porter ses aliments à sa bouche et digère bien ; pas de constipation. Il urine facilement, mais souvent ; la quantité d'urine excrétée chaque fois est peu considérable.

Si l'on remonte au début de la maladie, on apprend que le tremblement a commencé insensiblement en février 1877 : le malade, qui était briquetier, s'est aperçu, dit-il, en se servant du marteau, qu'il n'avait plus le coup si sûr. Ce tremblement, commençant par la main droite, s'est propagé quatre ou cinq mois après à l'autre membre supérieur et en juin 1878 aux muscles du tronc. Les mouvements de locomotion sont devenus difficiles à peu près à cette dernière époque. Le malade fait remonter le premier trouble de la marche à une crampe qu'il a éprouvée dans le pied gauche en 1876 ; mais il ne paraît y avoir aucun rapport de cause à effet entre cette crampe et la maladie actuelle.

Les antécédents de famille ne nous apprennent rien d'intéressant : le père est mort subitement ; la mère, âgée de 78 ans, est bien portante ainsi que les deux frères encore vivants ; deux sont morts en bas âge.

Ce malade a été traité par les bains galvaniques sans résultat appréciable dans le service de M. C. Paul.

Chorée.

Les mouvements choréiques ne constituent pas à proprement parler un tremblement : ils sont très étendus, très irréguliers et moins rapides que les oscillations du tremblement ; mais celui-ci ne différant des mouvements choréiques que par des caractères plus ou moins accentués, tout en étant les mêmes, peut être confondu avec la chorée ; aussi décrivons-nous cette maladie principalement pour en faire le diagnostic différentiel.

Les mouvements choréiques sont souvent précédés de troubles psychiques et de symptômes d'irritation spinale : l'enfant (la chorée affecte surtout l'enfance) est impressionnable, inattentif, maladroit, il laisse tomber ce qu'il tient dans sa main, répand ses aliments sur ses vêtements. D'après Schmitt, il accuse des douleurs le long de la colonne vertébrale soit spontanées, soit à la pression ; il a des démangeaisons aux fosses nasales et à l'anus qui font penser à la présence de vers intestinaux, la marche devient incertaine. L'enfant fait des grimaces en parlant et, comme les émotions morales augmentent les mouvements choréiques, les réprimandes des parents font recommencer ce qu'ils voudraient voir disparaître. Ce qui met généralement sur la voie du diagnostic, c'est que les mouvements involontaires finissent par se produire pendant le repos.

D'après M. Grasset (*Traité pratique des maladies du système nerveux*), c'est par le bras et plus souvent par un bras, d'après M. Dieulafoi (*Pathologie interne*), c'est par la face que débutent les mouvements choréiques. On voit les muscles de cette partie se contracter alternativement et donner à la physionomie les expressions les plus contradictoires : le front se plisse et se déplisse, les sourcils s'écartent et se rapprochent, les yeux regardent de côté et d'autre, la bouche s'élargit et se rapetisse, souvent la langue est tirée hors de la bouche. Le malade ne peut regarder quelques instants ceux qui l'examinent sans détourner la tête à droite et à gauche et lui faire subir les mouvements les plus variés : « C'est une véritable folie musculaire, » a dit Bouillaud. Les épaules se projettent en avant, en haut, pour retomber ensuite ; le tronc se courbe et se redresse. Si l'on dit au malade de saisir un petit objet, par exemple une épingle, il jette la main trop loin, trop près, la retirant immédiatement sans pouvoir saisir l'objet ; plus il concentre son attention, moins il approche du but, il semble avoir peur de saisir, on dirait qu'il craint de se brûler, et s'il saisit l'épingle, c'est souvent pour la jeter au loin. Tenant du pain dans sa main, il l'émiette. Ce désordre des mouvements est souvent plus prononcé d'un côté que de l'autre. L'écriture est absolument illisible et le malade ne peut souvent pas former ses lettres. Lui ordonne-t-on de se rendre à un endroit déterminé, il ne peut y aller qu'en décrivant une ligne sinueuse, extrêmement irrégulière, il n'évite qu'avec peine de se cogner aux murs, agite les mains, grimace, et incline le tronc comme s'il voulait saluer.

La chorée affecte en général tout le corps, quelquefois une moitié (le plus fréquemment la gauche), rarement une partie, le bras par exemple.

Le désordre des mouvements ne cesse pas avec le repos; il augmente au moment des mouvements volontaires et lorsque le malade est attentif ou se sent observé. Violente, la chorée rend parfois le sommeil impossible et amène des excoriations de la peau par suite du frottement continuel.

Diagnostic. — Nous avons déjà donné les caractères qui différencient les mouvements choréiques de tous les tremblements.

M. Grasset fait un parallèle entre la chorée, l'ataxie locomotrice, la paralysie agitante et la sclérose en plaques : « Dans ces deux dernières maladies, le trouble porte sur la contraction musculaire, dans les deux premières, les contractions se font bien, mais les muscles qui se contractent ne devraient pas le faire. Dans la paralysie agitante et la chorée, ces troubles se présentent au repos; dans la sclérose en plaques et l'ataxie locomotrice, ils ne se produisent que dans les mouvements volontaires. »

L'athétose est une chorée des doigts et des orteils dans laquelle les mouvements sont assez étendus pour amener presque des subluxations.

Pour distinguer la chorée vraie de l'hémichorée symptomatique, il faut avoir recours aux antécédents.

Les impulsions locomotrices de M. Jaccoud, crampes statiques de Romberg, reviennent par accès et sont caractérisées par un besoin de locomotion auquel ne peut résister le malade.

On distinguera la chorée des tics divers en ce que dans ceux-ci les mouvements ne sont pas continus et peuvent être suspendus par la volonté.

La chorée se rencontre souvent dans l'hystérie ; souvent aussi cette dernière maladie présente des mouvements choréiformes, mais dont le rhythme les différencie de la vraie chorée. Quant aux attaques d'hystérie, leur caractère paroxystique suffit à les faire distinguer.

Traitement. — Il s'agit surtout de combattre l'excitabilité exagérée du système spinal : c'est ainsi qu'on a donné l'opium à doses massives avec assez de succès ; on a employé les arsenicaux, la fève de Calabar, le bromure de potassium qui ont donné des résultats plus ou moins satisfaisants. Les inhalations de chloroforme sont utiles quand les insomnies mettent la vie du patient en péril. Quant au tartre stibié il fatigue beaucoup les malades.

Les douches froides, les pulvérisations d'éther, la galvanisation ascendante de la colonne vertébrale donnent des améliorations rapides. Les bains galvaniques donnés tous les deux jours ont été suivis entre les mains de M. C. Paul de guérisons en l'espace de 40 jours.

Il ne faut pas oublier que la chorée guérit généralement d'elle-même en deux ou trois mois, tout médicament qui n'amène de guérison qu'à ce moment ne peut être donné comme ayant une action positive et certaine.

Dyskynésie professionnelle. — Névrose des écrivains.

Nous donnons à cette maladie le nom de névrose, adoptant en cela la dénomination de M. le professeur Jaccoud, parce que le nom de crampe des écrivains, plus généralement adopté, n'embrasse pas toutes les formes de la maladie.

En effet celle-ci se montre sous la forme tantôt d'une paralysie, tantôt d'un tremblement, tantôt de contractures, tantôt de phénomènes ataxiques.

Nous nous renfermerons dans le cadre que nous nous sommes tracé en n'étudiant que la forme tremblante.

C'est chez les gens qui écrivent beaucoup ou au moins journellement (gens de bureau, savants, etc.) que se déclare la maladie après qu'ils sont restés longtemps dans la même position, ou à la suite d'un travail cérébral fatigant, de préoccupations morales (Gallard, *Clinique médicale de la Pitié* 1877) ; c'est encore à la suite de l'impression du froid, ou parce qu'on s'est servi d'un porte-plume trop lourd, enfin quelquefois sans cause occasionnelle apparente. Gallard a noté l'hérédité comme cause prédisposante.

Le début est graduel en général : la maladie commence par des douleurs dans la main, le poignet, l'avant-bras; le patient ne peut tenir longtemps sa plume, ses doigts se raidissent et s'engourdissent, son écriture est tremblée et les muscles des trois premiers doigts présentent des contractions fibrillaires. Quelquefois il ne peut pas même commencer à écrire sans que le tremblement ne le prenne ; le phénomène morbide apparaît d'autant plus vite que le malade fait plus attention ou se sent observé. Le tremblement est incessant tant que le patient tient sa plume ; quand il commence, il peut écrire, mais son écriture est tremblée, tantôt les oscilliations sont irrégulières, tantôt elles sont régulières.

En tout cas, si le malade veut persister, le tremblement augmente, gagne les muscles de l'avant-bras, puis ceux du bras et de l'épaule. Le tremblement peut être accompagné d'ataxie ; la plume est alors jetée au loin comme chez un malade cité par Gallard, ou bien la main se renverse, il se produit de véritables mouvements choréiques. La paralysie, l'atrophie partielle et la contracture des muscles qui meuvent les trois premiers doigts, s'observent souvent plus tard. Il est à noter que le tremblement n'apparaît que lorsqu'on veut écrire et disparaît dès qu'on cesse.

Cette dyskinésie professionnelle atteint d'autres personnes que les écrivains (violonistes, pianistes, tailleurs, tourneurs) ; ce sont bien entendu les muscles le plus souvent en action dans chaque profession qui sont affectés. Mais dans ces névroses autres que celle des écrivains, la contracture a été notée plus souvent que le tremblement.

Diagnostic. — Le diagnostic du tremblement des écrivains est facile vu le siège et les caractères de la maladie et ce fait que l'acte d'écrire est seul empêché.

Traitement. — Cette maladie est très-rebelle aux divers traitements. On est souvent obligé d'engager le malade à écrire de la main gauche (ce qui a amené quelquefois les mêmes troubles de ce côté) ou de recourir à un appareil qui lui permette de se servir de la main malade : balle en caoutchouc dans la paume de la main (C. Paul), gros porte-plume, etc. Le repos, l'hydrothérapie, le bromure de potassium, les narcotiques, ont rendu des services ; mais la maladie revient dès qu'on recommence à écrire. On n'a pas obtenu souvent de succès par le ténotomie. Il n'en est pas de même des courants interrompus et continus qui rendent de réels services ; nous avons vu en 1881 dans le service de M. C. Paul une amélioration par les bains galvaniques.

Fièvre.

Nous aurions pu rattacher le tremblement qu'on observe pendant le frisson de la fièvre aux tremblements toxiques ou même aux ischémiques, car le frisson est accompagné d'ischémie des portions périphériques du corps.

Peut-être aussi aurions-nous pu faire du tremblement de la fièvre une classe spéciale. Mais nous préférons adopter l'opinion de M. Grasset qui dit que le tremblement de la fièvre « dépend d'une participation des nerfs moteurs cérébro-spinaux. »

Un accès de fièvre se compose de trois stades : frisson, chaleur, sueur. C'est dans le premier que s'observe le tremblement.

C'est par la contraction des fibres musculaires de la peau et par la chair de poule qui en est le résultat visible que commence l'accès de fièvre. En même temps les artères périphériques se resserrent : la peau devient pâle et froide, particulièrement aux extrémités : nez, oreilles, mains et pieds. Le pouls est petit, dur, fréquent ; les battements du cœur sont accélérés et irréguliers.

La soif est vive.

En même temps le malade se sent faible, courbaturé ; il se plaint de refroidissement. Au moment où cette sensation apparaît, il commence à trembler. Le tremblement, qui est général et affecte même les mâchoires, se montre d'abord par accès très courts, il est intermittent ; les accès se suivent à de courts intervalles et se rapprochent de plus en plus en même temps que le tremblement augmente d'intensité au point d'imprimer parfois de violentes secousses au lit sur lequel repose le patient.

Le sang, chassé de la périphérie, s'accumule dans les viscères et y détermine des symptômes de congestion : céphalalgie, vertige, quelquefois coma ; oppression ; raideur des muscles dans certains cas par suite de la congestion de la moelle épinière ; polyurie.

La durée de l'accès varie, selon les cas, de quelques minutes à une ou deux heures.

Notons que le tremblement causé par le froid ressemble beaucoup à celui de la fièvre.

Diagnostic. — Pour le diagnostic, la rapidité de l'apparition du tremblement, ses intermittences au début et sa disparition également rapide sont des caractères assez particuliers ; mais c'est surtout parce qu'il est suivi des deux autres stades de la fièvre qu'on ne peut le confondre avec un autre tremblement et particulièrement avec celui du froid.

Traitement. — On ne traite pas le tremblement fébrile à part, mais l'accès de fièvre (dont le traitement a une grande importance dans la fièvre intermittente) et la maladie qu'accompagne la fièvre.

TREMBLEMENTS DUS A UN EMPOISONNEMENT PAR UN TOXIQUE OU UN VIRUS.

Tremblement alcoolique.

Le tremblement est le premier dans l'ordre d'apparition et dans l'ordre d'importance des troubles moteurs de l'alcoolisme chronique.

C'est généralement au lendemain d'un excès de boisson qu'apparaît le tremblement : le malade s'aperçoit que ses deux mains tremblent, et, si on les lui fait étendre devant lui, on remarque que les oscillations se font dans le sens horizontal, sont très peu étendues et plus ou moins régulières. Ce symptôme disparaît en quelques heures pour reparaître plus accentué et durer plus longtemps à la suite de chaque débauche. Il finit par devenir continu et envahir les quatre membres, puis la tête, les lèvres, la langue : la parole devient hésitante et saccadée ; la marche est difficile ; le tremblement des mains est parfois assez intense et la force de contraction des muscles assez diminuée pour empêcher le malade de travailler ; mais c'est le tremblement léger, compatible avec le travail, qui est le plus fréquent. Lorsqu'il est devenu continu, le tremblement est souvent diminué par l'ingestion de boissons alcooliques.

Le tremblement se manifeste violent et général au début des accès de *delirium tremens* et dans les intervalles de repos qui s'observent entre ces accès.

Diagnostic. — La marche de ce tremblement, qui

revient par accès et augmente à la suite de chaque excès de boisson pour devenir ensuite continu, le distingue des autres tremblements et particulièrement du tremblement mercuriel. Celui-ci lui ressemble beaucoup à sa période d'état ; mais il ne cesse pas une fois apparu, n'est pas intermittent à son début et affecte les deux membres supérieurs l'un après l'autre, puis après un intervalle plus long les deux inférieurs.

La notion de cause est néanmoins indispensable pour le diagnostic.

Traitement. — Le traitement est celui de l'alcoolisme. Mais il y a en outre un traitement spécial au tremblement. D'abord il ne faut pas supprimer trop violemment l'usage de l'alcool sous peine d'augmenter le tremblement et même de déterminer des accès de délirium tremens. Magnus Huss emploie l'huile empyreumatique de pomme de terre (Pathologie interne de Jaccoud) ; l'hydrothérapie a donné des succès, et, d'après M. C. Paul, 6 à 8 bains galvaniques suffisent pour faire disparaître le tremblement.

Tremblements causés par le thé, le café, le tabac, l'opium, l'ergot de seigle et l'arsenic.

Nous ne parlons que pour mémoire du léger tremblement qui se manifeste, surtout chez les personnes dites nerveuses, après l'ingestion d'une trop grande quantité de thé ou de café, ou après avoir fumé trop de tabac ; ce phénomène est passager et cesse rapidement.

L'usage habituel de l'opium détermine également du tremblement chez les fumeurs.

C'est un symptôme qui persiste souvent, et quelquefois pendant toute la vie chez les personnes qui ont été empoisonnées par l'ergot de seigle.

Chez les gens intoxiqués par l'acide arsénieux, on observe quelquefois, à la suite des divers troubles produits par ce poison, une guérison incomplète ; il leur reste un tremblement général ou partiel, affectant dans ce dernier cas principalement les membres inférieurs, et qui peut durer des mois et même des années. Il est souvent suivi de paralysies partielles.

Tremblement mercuriel.

Le tremblement mercuriel est maintenant presque toujours de cause professionnelle. Il se rencontre surtout chez les doreurs sur métaux, chapeliers, étameurs de glaces, ouvriers des mines de mercure, etc., en un mot dans les professions qui exigent l'emploi du mercure.

Ce symptôme signifie que l'organisme est depuis longtemps et profondément atteint. Il débute ordinairement par l'un des membres supérieurs, atteint l'autre au bout de peu de temps ; il faut un intervalle plus long pour que les jambes se prennent. Il débute quelquefois par la tête ; le malade s'aperçoit que sa mâchoire tremble, ou bien la parole s'embarrasse et devient hésitante et saccadée. On peut observer en même temps de la stomatite mercurielle, mais celle-ci se montre plus fréquemment et en général comme premier signe dans l'intoxication thérapeutique.

Au moment où les mains se prennent, le malade est obligé d'abandonner son métier ; si on lui fait étendre les mains on s'aperçoit que les oscillations sont surtout horizontales, mais elles ne peuvent être verticales ou obliques ; nous avons observé aussi des mouvements de pronation et de supination. Le tremblement des mains et l'embarras de la parole augmentent lorsque le patient se sent observé. L'écriture est tremblée mais lisible en général ; il y a cependant des jours où le malade ne peut écrire. Il ne peut qu'avec peine porter ses aliments à sa bouche.

La marche est difficile ; ne se sentant pas sûr de ses jambes, le patient ne lève le pied que pour le poser bien vite, il marche avec saccades, quelquefois comme un ataxique ; ou bien il sautille comme un choréique.

Le tremblement mercuriel peut diminuer beaucoup si le malade quitte son métier au début ; mais il est rare qu'il cesse complètement une fois apparu : nous avons vu qu'au contraire il envahit le corps membre par membre.

Diagnostic. — C'est surtout au tremblement alcoolique que ressemble le tremblement mercuriel. Mais, en général plus intense, celui-ci a en outre un début subit, ne cesse pas une fois apparu, envahit successivement les membres en commençant par les supérieurs (et non les deux mains à la fois comme le tremblement alcoolique), et laisse passer un temps plus long avant de se montrer aux inférieurs, qu'il envahit aussi l'un après l'autre.

Nul pendant le repos, il ne donne pas aux mains une forme spéciale comme la paralysie agitante.

Moins prononcé et moins irrégulier que celui de la sclérose en plaques, il n'affecte pas toute la tête, mais la langue et la mâchoire.

Cependant les anamnestiques sont indispensables pour assurer le diagnostic.

Traîtement. — Le tremblement mercuriel nécessite d'abord la suppression de la cause qui a amené le tremblement. Le chlorate de potasse et l'iodure de potassium agissent contre l'intoxication ; les bains sulfureux et les bains galvaniques (25 environ, d'après M. C. Paul) peuvent venir à bout du tremblement ; mais il disparaît difficilement lorsqu'il est invétéré.

OBSERVATION (personnelle).

Le nommé Pironin Joseph, âgé de 38 ans, doreur sur métaux, est entré le 27 janvier 1882 dans le service de M. C. Paul, à l'hôpital Lariboisière, salle Saint-Henri, lit n° 30 bis, pour un tremblement qui a envahi surtout les mains et la langue.

Cet homme est doreur sur métaux depuis le mois de mai 1878.

En mars 1879 il s'est aperçu que sa langue s'embarrassait ; ce symptôme s'est accusé peu à peu, puis au bout d'un mois a diminué insensiblement.

A peu près au même moment les dents se sont déchaussées ; mais elles ne branlaient pas et les gencives n'étaient pas douloureuses.

Au mois d'avril de la même année (1879) les mains se sont prises presque subitement après quelques excès alcooliques.

Le malade a dès lors quitté le métier ou plutôt abandonné la dorure sans quitter la maison de son patron.

En novembre, le tremblement ayant beaucoup diminué, cet homme s'est mis à retravailler au mercure et a repris la dorure. Mais le tremblement s'est mis à augmenter et les jambes ont été envahies.

Le 26 avril 1880 le malade est entré à la Charité, dans le service de M. le professeur Laboulbène. On l'a traité par les bains sulfureux et l'iodure de potassium à doses croissantes de 1 à 3 grammes par jour. Après être resté six semaines à l'hôpital, le tremblement ayant diminué, il est sorti.

Le 4 juin il est rentré chez son patron, mais n'a plus travaillé au mercure. Le tremblement a toujours diminué depuis, mais comme il augmente à certains jours cet ouvrier s'est décidé à entrer dans le service de M. C. Paul.

Au moment de son entrée, on n'observe plus de tremblement bien marqué aux jambes, mais seulement un peu de parésie. La langue tremble un peu et la parole est saccadée. Ses mains sont affectées d'un tremblement dont les oscillations sont plus étendues que celles du tremblement alcoolique; on observe surtout un mouvement de pronation et de supination, qui augmente lorsque le malade voit qu'on l'examine ou qu'il laisse longtemps les mains étendues. Ce tremblement reparaissait autrefois pendant les courtes insomnies de la nuit, et même le malade dit qu'il ressentait des soubresauts pendant son sommeil. Actuellement le tremblement est nul pendant le repos. Le patient se plaint de se cogner souvent la figure en portant les aliments à sa bouche.

La force des contractions musculaires ne paraît pas diminuée.

L'écriture est tremblée. Le malade écrit droit, mais chaque lettre est tremblée.

On n'observe pas d'autres symptômes que les précédents, soit dans le système nerveux, soit dans les autres appareils. Le malade est seulement un peu pâle et la figure est bouffie.

Sa femme a eu un enfant le 18 mai 1879; ce dernier a, paraît-il, été affecté d'impétigo du cuir chevelu pendant plus d'un an; cette maladie revient par moments.

Les bains galvaniques ont paru au début faire diminuer le tremblement; mais au bout d'une quinzaine de bains, l'amélioration s'étant arrêtée, le malade est sorti de l'hôpital.

Tremblement saturnin.

M. le professeur Jaccoud distingue trois sortes de tremblements dus au saturnisme chronique :

1° L'un, insensible à l'œil, accusé seulement par le sphygmographe ;

2° L'autre, qui précède la paralysie, et qui est produit par une diminution de l'action musculaire. Il peut affecter les membres inférieurs, mais moins souvent que les supérieurs. Les malades ont la marche incertaine, les cuisses fléchies ainsi que les jambes, la paralysie saturnine s'attaquant surtout aux extenseurs ; de même les mains sont fléchies sur l'avant-bras.

3° Enfin le dernier, le plus important, se montre d'abord aux mains ; il est accompagné de faiblesse musculaire mais ne précède pas la paralysie. Il est peu intense, souvent localisé à droite, rarement général. Il peut affecter la langue, et la parole devient embarrassée et hésitante ; la tête est quelquefois branlante comme dans la paralysie agitante. Persistant au repos, il est accru par les mouvements volontaires.

Diagnostic. — Sans grand caractère est le tremblement saturnin. Cependant il augmente par la fatigue, ce qui le distingue du tremblement alcoolique. Il est très souvent borné à la main droite. Mais sans le secours des anamnestiques on le distinguera difficilement des tremblements mercuriel et alcoolique.

Traitement. — Le tremblement saturnin est justiciable des toniques, des bains sulfureux et des bains galvaniques, qui augmentent l'activité musculaire ; de l'iodure de potassium, qui favorise l'élimination du plomb, mais il est très tenace car il annonce une intoxication profonde et déjà ancienne.

Tremblement syphilitique.

Nous ne parlons ici que du tremblement secondaire, survenant dans la première année à dater du début de la syphilis et non pas du tremblement qui résulte des lésions tertiaires des centres nerveux. Le tremblement que nous décrivons ici est un phénomène fonctionnel, isolé et absolument temporaire.

Assez rare, il s'observe presque toujours chez la femme ; d'après M. le professeur Fournier, il serait exceptionnel chez l'homme.

Il débute subitement par les mains et peut de là se propager aux membres inférieurs, ou rester localisé à un seul des membres thoraciques, il n'est jamais général.

Il est de forme variable (Fournier, *Leçons cliniques sur la syphilis*) :

1° Quelquefois il est composé de petites oscillations difficiles à percevoir, très rapides et rhythmiques. Le malade ne s'en aperçoit souvent pas, et le phénomène peut rester ignoré du médecin si son attention n'est pas attirée de ce côté.

2° Bien plus souvent les secousses sont plus étendues, moins rapides et plus irrégulières, gênant le travail sans l'empêcher absolument.

3° Dans la forme la plus habituelle, aux oscillations de la forme précédente se surajoutent de temps en temps des secousses plus fortes. Celles-ci peuvent être de véritables soubresauts musculaires et causer une incapacité de travail temporaire en même temps qu'une grande difficulté pour porter les aliments à la bouche.

4° Enfin les oscillations peuvent être toutes très violentes en même temps régulières, rapides, et à peine inégales entre elles.

Le tremblement syphilitique est rarement contraire, et, s'il l'est, c'est avec des rémissions très variables dans leur fréquence et dans leur durée. En tous cas, il cesse pendant le sommeil. Le plus souvent il se présente sous la forme d'accès apparaissant très irrégulièrement, le plus souvent sans cause apparente, quelquefois à la suite d'une émotion ou à l'occasion d'un mouvement.

C'est, avons-nous dit, un phénomène absolument temporaire ; aussi ne dure-t-il en général qu'un ou deux mois, très rarement cinq à six.

Diagnostic. — Le tremblement syphilitique ressemble assez au tremblement nerveux ou émotif et aux tremblements toxiques. Quelques praticiens ont même prétendu qu'il était dû au mercure employé dans le traitement ; mais M. le professeur Fournier (*Leçons cliniques sur la syphilis*, article tremblement) l'a constaté chez des syphilitiques n'ayant jamais pris de mercure.

On ne peut le distinguer des autres tremblements sans tenir compte de sa marche irrégulière, des anamnestiques et des autres symptômes, étant donnée cette ressemblance très grande particulièrement avec les tremblements alcoolique et mercuriel.

Traitement. — Le traitement mercuriel guérit le tremblement syphilitique qui d'ailleurs, étant absolument bénin et temporaire, n'a pas besoin d'un traitement spécial.

CONCLUSIONS

DIAGNOSTIC

Le tremblement suffit-il sans le concours d'autres symptômes, sans tenir compte des antécédents, de la constitution, de l'âge, etc., pour faire le diagnostic de la maladie dans laquelle il se présente ?

Quoique certains tremblements, comme ceux de la paralysie agitante et de la fièvre par exemple, soient presque caractéristiques, nous répondrons non à cette question. On peut en effet faire un diagnostic probable dans certains cas en ne tenant compte que du tremblement ; mais on est exposé très souvent à des erreurs ; il faut s'entourer de toutes les précautions possibles, examiner à fond, tourner et retourner son malade avant de formuler son diagnostic, si on veut lui donner toute la certitude que nous permettent nos moyens d'investigation. Les tremblements alcoolique, mercuriel et syphilitique par exemple ne se ressemblent-ils pas beaucoup ?

TRAITEMENT

Le traitement du tremblement se confond souvent avec celui de la maladie dont il est un symptôme : tel est le tremblement syphilitique.

Lorsque par son intensité, sa continuité, sa durée il

fatigue le malade, l'empêche de travailler ou met sa vie en péril, le tremblement nécessite un traitement spécial.

Étant la plupart du temps un phénomène paralytique, c'est-à-dire dénonçant une faiblesse musculaire ou précédant la paralysie, le tremblement nécessite un traitement basé sur les indications suivantes :

1° Provoquer par les dénutritifs (iodure de potassium, mercuriaux, etc.), la régression des produits morbides ou l'élimination des substances toxiques qui ont amené le tremblement en atteignant l'intégrité du système nerveux ;

2° Exciter la contractilité musculaire et l'appareil d'innervation par l'électricité (courants interrompus ou continus selon les cas), et les excitants du système nerveux (strychnine, etc.) ; exciter aussi la nutrition par les toniques, les stimulants, l'hydrothérapie.

Lorsque le tremblement est dû à une augmentation de l'excitabilité du système nerveux (chorée ou tremblement émotif par exemple), il faut diminuer cette excitabilité par les anesthésiques, les anti-spasmodiques, les narcotiques (opium), le bromure de potassium, etc.

Telles sont les trois grandes indications du traitement du tremblement.

Imp. A. DERENNE, Mayenne. — Paris, boulevard Saint-Michel, 52.

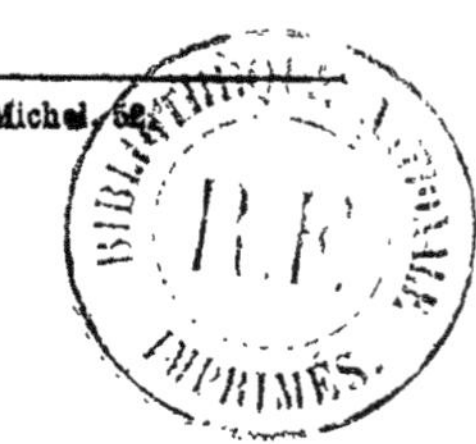

Imprimerie A. DERENNE, Mayenne. — Paris, boulevard Saint-Michel, 52.

www.ingramcontent.com/pod-product-compliance
Ingram Content Group UK Ltd.
Pitfield, Milton Keynes, MK11 3LW, UK
UKHW020408220726
13923UKWH00004B/1812

9 782019 264864